ÉTABLISSEMENT THERMAL

DE

SAINT-ALBAN

PRÈS ROANNE LOIRE

DANGER DES EAUX MINÉRALES ARTIFICIELLES

—

Notice sur les Eaux de Saint-Alban

—

PRIX DE VENTE ET DE TRANSPORT

MARQUE DE FABRIQUE

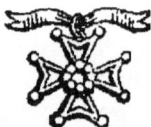

J. CAPELET

CONCESSIONNAIRE

1868.

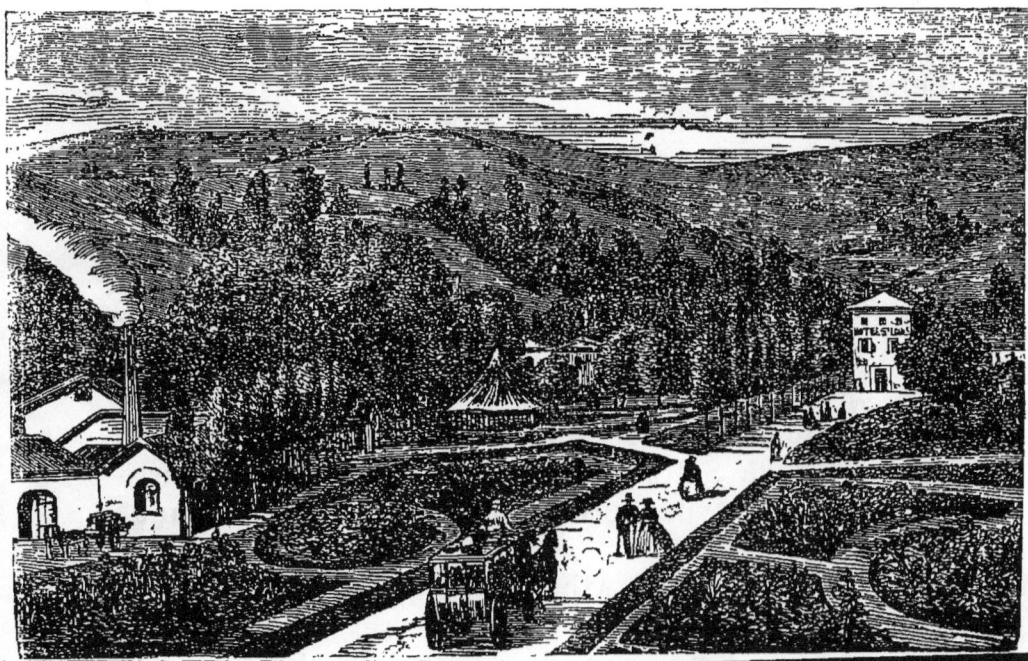

DANGER

DES

EAUX MINÉRALES ARTIFICIELLES

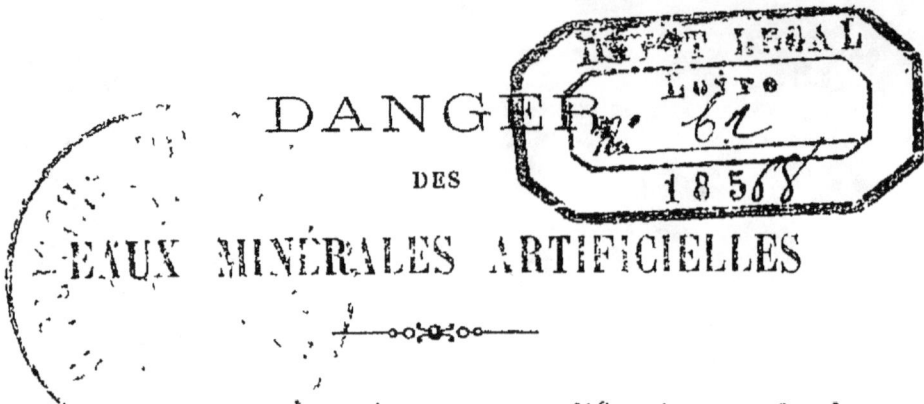

Depuis quelques années, une modification profonde s'est opérée dans l'esprit du corps médical, au sujet des eaux minérales naturelles. Des hommes éminents, des médecins recommandables par leur talent et par leurs connaissances hydrologiques, se sont élevés contre l'usage malheureusement trop répandu de l'eau de Seltz artificielle comme eau de table, et ont cherché à lui substituer les eaux minérales gazeuses naturelles.

Ces médecins n'agissaient pas ainsi dans un but spéculatif : si tous leurs efforts tendent à introduire sur nos tables des eaux gazeuses naturelles, c'est dans l'intérêt de la santé générale. Et cependant on voit encore chaque jour des gens persistant à s'abreuver de cette eau funeste à la santé, décorée du nom d'eau de Seltz artificielle, et dont l'action irritante et parfois dangereuse ne devrait être inconnue de personne.

Les Eaux de Saint-Alban, quoique connues depuis la domination romaine, étaient prises sur place par les nombreux malades de localités voisines, mais expédiées en très-petite quantité ; car les moyens de transport étaient difficiles et onéreux ; les prix de vente élevés.

La consommation des eaux minérales naturelles ne pouvait se généraliser. Et cependant on était las de boire les eaux complètement impotables, dont on est obligé de faire usage dans les grandes villes, et dont les funestes effets sont reconnus aujourd'hui dans toutes les affections cholériques. Tout le monde recherchait une boisson capable non-seulement d'étancher la soif, mais encore de faciliter le travail de la digestion.

Que fit-on ? — L'eau de Seltz artificielle !

Quel est le mode de préparation de l'eau de Seltz artificielle ? Recherche-t-on la pureté de l'eau et de l'acide carbonique ? C'est un point fort négligé. En tombant dans les mains de l'industrie, la production de l'eau de Seltz s'est adressée aux modes de préparation les moins coûteux, aux substances souvent les plus impures.

Quelle est d'abord l'eau employée ? Ordinairement c'est de l'eau de rivière. Or, les rivières qui traversent les villes sont le réceptacle de toutes les immondices, des égoûts, des eaux ménagères, des eaux provenant des hôpitaux, des boucheries, des abattoirs, etc. Si on a recours aux eaux de puits, ces eaux sont presque toujours altérées par des infiltrations provenant des fosses d'aisance ou d'établissements industriels.

Quant au gaz acide carbonique, deux procédés sont généralement suivis pour l'obtenir.

Le plus connu, celui qui, chaque jour, est employé dans les ménages, consiste à verser, dans une bouteille remplie préalablement aux trois quarts d'eau ordinaire, du bicarbonate de soude en poudre et de l'acide tartrique concassé. Il reste dans le liquide, après le dégagement du gaz, du tartrate de soude. Or, la présence de ce sel dans une boisson exerce à la longue une action nuisible sur la santé, surtout chez les personnes dont les organes de la digestion sont affaiblis.

L'autre procédé est de décomposer par l'acide sulfurique le carbonate de chaux.

Voilà donc les deux éléments constitutifs de l'eau de Seltz artificielle : eau impure, acide carbonique non moins impur.

Pour donner à cette boisson une saveur plus piquante, on a inventé le syphon. Indépendamment des accidents que le vase syphoïde, surchargé d'une trop grande pression de gaz, peut occasionner en éclatant, il offre un danger sérieux. En effet, le ressort à boudin qui permet à l'eau chargée de gaz de sortir du syphon est en cuivre argenté. Le contact prolongé du gaz détruit vite l'argenture, et l'action de l'acide carbonique s'exerçant alors sur le cuivre, produit du vert-de-gris qui communique à l'eau des propriétés qui peuvent amener des empoisonnements.

Que les incrédules se donnent la peine de démonter un syphon et d'examiner le ressort, ils jugeront eux-mêmes !

Telle est la préparation de l'eau de Seltz artificielle dont on fait une si grande consommation. Voilà ses imperfections et les dangers qui peuvent résulter de l'emploi longtemps prolongé de cette eau.

La présence d'une quantité trop considérable d'acide carbonique dans l'eau de Seltz artificielle ne présente aucun des avantages attendus. « En effet, l'eau artificielle, dit M. le docteur Constantin James, laisse dégager par les narines et par la bouche une partie de ses gaz : à peine dans l'estomac, elle détermine une éructation, un sentiment de plénitude ; c'est que l'acide carbonique n'étant maintenu que par compression, s'isole dès l'instant où il n'est plus soumis à la force qui l'avait emprisonné. Au contraire, le gaz dissous dans l'eau naturelle s'exhale peu à peu dans l'estomac, sans distendre cet organe et sans se faire jour au dehors. Son action est lente, continue. Il stimule doucement la muqueuse, pénètre ses moindres replis, s'imbibe dans les villosités et les follicules, et modifie ainsi, de la manière la plus heureuse, les sécrétions et la vitalité. »

Tous les médecins distingués sont unanimes sur ce point que l'eau de Seltz artificielle est une boisson funeste à la santé, et que le remède le plus efficace à lui offrir est l'emploi des eaux minérales gazeuses naturelles. En effet, ces eaux présentent toutes les qualités des meilleures eaux potables, et constituent tout à la fois la plus saine et la plus agréable des boissons.

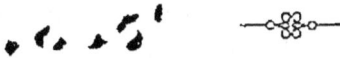

Les Eaux minérales de Saint-Alban, chargées d'acide carbonique, contenant dans une juste proportion du bicarbonate de soude, de potasse, de chaux, de magnésie, de protoxyde de fer, de chlorure de sodium, sont éminemment digestives, toniques et reconstituantes.

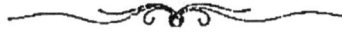

NOTICE

SUR

SAINT-ALBAN

Eaux minérales

Le village de Saint-Alban, situé dans une vallée salubre et pittoresque, au pied de la chaîne des montagnes du Forez, possède des Eaux minérales très-estimées, dont la connaissance remonte au temps des Romains.

Des vestiges de travaux, de nombreuses médailles, toutes à l'effigie des souverains de Rome, recueillies au fond des puits, des captages de la même époque récemment découverts et retrouvés dans leur intégrité primitive, font foi de cette antique origine et démontrent que les vertus curatives de ces Eaux avaient été appréciées par les anciens conquérants des Gaules, si connaisseurs en fait d'hygiène thérapeutique, et qui, en médecine, prisaient surtout les ressources naturelles.

Saint-Alban, malgré son éloignement de tout grand

centre de population, était une station sanitaire importante.

Aujourd'hui le chemin de fer de Paris à Lyon par le Bourbonnais, station de Roanne (Loire), met Saint-Alban (à 12 kilomètres de Roanne) en communication directe et rapide avec tous les pays.

Quatre puits romains, pouvant suffire à une dépense de 160,000 litres par 24 heures, contiennent une eau claire, limpide, à la surface de laquelle viennent crever une quantité prodigieuse de bulles de gaz acide carbonique. Un dépôt rouge ocracé tapisse les parois et témoigne de la présence d'une notable quantité de fer.

Le fer y existe à l'état de bicarbonate et dans une proportion suffisante pour lui donner les véritables caractères d'une eau ferrugineuse.

Cette propriété se révèle encore par le sédiment qui, de même qu'autour des puits, se forme aux parois du vase après quelques jours de mise en bouteille. Ce sédiment tout ferrugineux, se résolvant au moindre mouvement en flocons de couleur ocracée, a pu quelquefois faire croire à l'introduction de corps étrangers, tandis qu'il n'est qu'une preuve de la qualité de l'eau, devenant, par la présence du fer, un tonique des plus efficaces.

Un grand nombre d'analyses chimiques ont fait classer les Eaux de Saint-Alban parmi les BICARBONATÉES - SODIQUES, FERRUGINEUSES, CARBO-NIQUES FORTES.

M. Lefort, chimiste distingué de Paris, chargé, en 1859, de faire une nouvelle analyse, opéra aux sources mêmes, et signala comme le résultat le plus important, la proportion considérable d'acide carbonique contenue dans ces eaux, soit à l'état libre, soit à l'état de combinaison. De plus, il ajouta la potasse, l'iodure de sodium et l'arséniate de soude à la liste des substance qui y avaient été signalées par Richard de la Prade, en 1774.

Toutes les expériences faites dans le but de découvrir la présence de sulfates ont été négatives ; c'est peut-être, dit M. Lefort, la seule eau minérale qui en soit aussi parfaitement exempte.

ANALYSE CHIMIQUE
DE
L'EAU MINÉRALE DE SAINT-ALBAN

EXTRAIT DU RAPPORT FAIT A L'ACADÉMIE DE MÉDECINE

par MM. Poggiale, Henry, et F. Boudet, rapporteur

Séance du 15 mars 1859.

Tableau synoptique

De la densité, de la température et de la somme des principes élémentaires contenus dans un litre d'eau de Saint-Alban.

	grammes
Densité,	1,0012
Température,	17°,2
Azote,	traces.
Oxygène,	traces.
Acide carbonique libre et combiné,	3,3900
Acide chlorhydrique,	0,0189
Acide iodhydrique,	traces.
Potasse,	0,0432
Soude,	0,3692
Chaux,	0,3651
Magnésie,	0,1430
Silice,	0,0453
Protoxyde de fer,	0,0105
Arsenic,	traces.
Matière organique,	traces.
	4,3852

Tableau synoptique

Des diverses combinaisons salines anhydres attribuées hypothé-
tiquement à un litre d'eau minérale de Saint-Alban.

	grammes
Acide carbonique,	1,9492
Bicarbonate de soude,	0,8565
Bicarbonate de potasse,	0,0834
Bicarbonate de chaux,	3,8509
Bicarbonate de magnésie,	7,0745
Bicarbonate de protoxyde de fer,	0,0233
Chlorure de sodium,	0,0301
Iodure de sodium,	traces.
Arséniate de soude,	traces.
Silice,	0,0451
Matière organique,	traces.
	4,3838
Poids du résidu salin à la température de 180°,	1,8754

La comparaison des analyses des eaux de SELTZ NA-
TURELLES et de celles de SAINT-ALBAN démontre
une identité parfaite de composition. Toutefois, il est
bon de dire que les eaux de ce dernier pays sont plus
riches en gaz et contiennent moins de chlorure de
sodium, deux circonstances qui les rendent plus digestives.

Il existe entre SAINT-ALBAN et VICHY une grande
analogie. Dans les eaux des deux pays, mêmes principes, mais en proportion différente. Celles de SAINT-
ALBAN, légèrement chargées de principe alcalin,
fortement gazeuses et contenant de plus un tonique
analeptique (le fer), peuvent être parfaitement tolérées
dans beaucoup de circonstances où des eaux plus mi-
néralisées, comme celles de VICHY, ne sont que
difficilement applicables.

Les Eaux de SAINT-ALBAN sont tout à la fois boisson

de table et boisson de malades. Elles ont donc des propriétés HYGIÉNIQUES et THÉRAPEUTIQUES.

Propriétés hygiéniques

Leur goût aigrelet, leur propriété appétitive, digestive, leur nature gazeuse, les font rechercher pour la table. Mélangées avec le vin, qu'elles ne décomposent pas, et auquel elles laissent tout son arôme, elles constituent une boisson salutaire, rafraîchissante et très-agréable.

L'usage habituel de ces eaux, soit seules, soit coupées avec le vin, n'occasionne aucune irritation, contrairement à l'usage prolongé des autres eaux minérales employées comme eaux de table.

Propriétés thérapeutiques

Leur propriété apéritive, tonique, diurétique, leur composition alcaline, magnésienne, gazeuse et ferrugineuse, les rendent importantes en médecine.

Elles fortifient le système nerveux sans laisser aucune irritation. Les personnes obèses ou menacées d'obésité, d'engorgement, de congestion ou de coup de sang, en font usage avec succès.

Le vin blanc coupé avec l'eau minérale ou l'eau gazeuse est d'une efficacité reconnue pour les guérisons de la gravelle, de la goutte, des maladies de la peau même invétérées.

Ces Eaux sont également remarquables par leurs vertus préservatives contre les maladies contagieuses.

———

Les Eaux minérales de Saint-Alban, quoique expédiées à de grandes distances, conservent pendant plusieurs années leur entière efficacité; leurs principes, particulièrement ceux du fer chimiquement dissous, et du gaz acide carbonique (les plus essentiels) s'y maintiennent intacts et inaltérés. En sorte que les Eaux de Saint-Alban en bouteille produisent presque les mêmes effets que celles bues à la source. Aussi, constate-t-on des guérisons très-remarquables obtenues par ces Eaux minérales prises loin de la source, à toutes les époques de l'année.

AVIS AUX CONSOMMATEURS

Les molécules rouges ocracées que l'on remarque parfois soit déposées aux parois ou au fond des bouteilles, soit nageant dans l'eau, pourraient facilement être attribuées à la décomposition ou à la corruption de l'eau. Ce serait une erreur, car ces sédiments ne sont autre chose que de minimes et légères particules de fer entraînées par la source elle-même, qui tendent naturellement à monter à la surface de l'eau lorsqu'on remue les bouteilles, et attestent au contraire l'une de ses principales qualités.

SAISON THERMALE

Buvette. — Bains d'eau minérale d'eau douce et de vapeur, — Douches. — Piscines. — Traitement par le gaz acide carbonique. — Hydrothérapie.

MÉDECIN-INSPECTEUR : M. LE DOCTEUR GAY.

La saison thermale de Saint-Alban est ouverte chaque année aux buveurs du 15 mai au 15 octobre. Les principales maladies pour lesquelles ces Eaux sont employées avec grand succès, sont: gastralgie, phthisie pulmonaire, dyspepsie, asthme, catarrhe, goutte, sciatique, affections syphilitiques récentes ou anciennes, chlorose ou pâles couleurs, leucorrhée, inflammations des organes de la génération, affections scrofuleuses, névralgies chroniques et intermittentes, maladies utérines, de la vessie, du larynx et du foie. Elles sont souvent efficaces dans certains cas de stérilité.

ÉTABLISSEMENT HYDROTHÉRAPIQUE

DIRIGÉ

PAR LE DOCTEUR GILLEBERT-DHERCOURT, ANCIEN DIRECTEUR

de l'établissement de Long-Chêne, et directeur de l'établissement de Monaco, l'hiver.

Fondé près des sources bicarbonatées sodiques, ferrugineuses, carboniques fortes, cet Etablissement offre aux malades des avantages exceptionnels ; le traitement par l'acide carbonique et l'usage interne ou externe des Eaux minérales peuvent y être combinés d'après les indications du médecin avec la cure hydrothérapique pour laquelle il est fait usage des sources froides des montagnes. Il renferme, en outre, toutes les ressources thérapeutiques que les malades étaient habitués à trouver à l'établissement de Long-Chêne, qui n'existe plus.

Eaux et Limonades gazeuses naturelles

Ces Eaux et Limonades s'obtiennent avec le gaz naturel qui sort des sources minérales, les plus riches des sources connues pour la pureté du gaz acide carbonique.

Cet acide carbonique ne contient aucune trace d'acide sulfhydrique, et c'est sans doute à sa pureté absolue que l'on doit attribuer la vente toujours croissante de ces deux produits.

Elles sont rafraîchissantes, salutaires, très-agréables; elles peuvent se conserver plusieurs années sans aucune altération. Elles se vendent au même prix, ou à peu de chose près, que les limonades et les eaux gazeuses factices, dites eaux de Seltz, fabriquées avec du gaz artificiel et souvent avec de l'eau impure.

De même que les eaux minérales, les eaux gazeuses se mélangent très-bien avec le vin, les liqueurs et les sirops.

Tous ces avantages leur donnent une supériorité incontestable sur tous les produits factices, qui, pour la plupart, sont irritants et se décomposent après quelque temps de bouteille.

———————

Tous les produits naturels de Saint-Alban doivent remplacer définitivement les eaux minérales, les eaux et limonades gazeuses artificielles dont l'Académie de Médecine signale à chaque instant les dangers.

———————

Les hôtels de l'Administration sont : le grand hôtel de l'Hydrothérapie; — l'hôtel Saint-Louis.

Le trajet de Roanne à Saint-Alban se fait par des omnibus qui se trouvent à la Gare, à l'hôtel du Commerce et à l'hôtel du Nord, à Roanne.

Pendant la saison, l'Administration a deux services de voitures pour Saint-Alban, qui passent devant tous les hôtels de Roanne pour prendre les voyageurs.

A louer, au mois ou à l'année

JOLI PETIT CHALET MEUBLÉ OU NON MEUBLÉ

A 5 minutes des sources, composé : au rez-de-chaussée, de petite Chambre à coucher, Salle à manger, Cuisine, Cave ; au premier étage, une grande Chambre pouvant tenir deux lits. De ce Chalet, construit sur une hauteur, on jouit d'une vue très-étendue.

S'adresser aux bureaux de l'Administration, à Roanne.

PRIX DE REVIENT & DE TRANSPORT

L'usage des Eaux minérales transportées, employées tant comme agents thérapeutiques que comme boissons de table, a pris depuis quelques années une extension considérable.

Les Eaux minérales et gazeuses de Saint-Alban, reconnues par tous les médecins d'une efficacité incontestable dans un grand nombre de maladies, employées en toutes saisons comme boissons bienfaisantes, mélangées aux vins, aux sirops, aux liqueurs, avec lesquels elles produisent le plus heureux mélange, ont été celles que le public a le plus favorisées.

L'Administration de Saint-Alban, pour répandre et populariser ses produits si précieux pour l'hygiène publique, a fixé ses prix aux dernières limites du bon marché.

Mais souvent les frais de transport augmentent de beaucoup le prix de revient et empêchent d'en continuer l'usage, même lorsqu'il est recommandé par les médecins

Pour réduire autant que possible ces frais, il importe donc de rechercher les modes de transport les plus avantageux.

Il y a, dans les prix de transport des chemins de fer, trois tarifs :

Le premier est le tarif général ;

Le second est le tarif commun, quand deux compagnies sont en connexité de relations et d'intérêts ;

Le troisième est le tarif spécial, généralement excepté sur la ligne de Paris-Lyon-Méditerranée, applicable seulement à 5,000 kilog., soit 50 caisses ou 3,000 bouteilles environ en vrac.

On a toujours le premier tarif ; mais alors la marchandise arrive au destinataire à des prix trop dispendieux.

Pour le troisième, il faut se soumettre à des clauses obligatoires, dont la principale est de prendre 50 caisses à la fois (ou 3,000 bouteilles en vrac), mais aussi il y a une différence de près de trente pour cent sur les prix.

Le chemin de fer de Paris-Lyon (gare de Roanne) a un tarif spécial applicable, non à 5,000 kilog., mais à 500 kilog., soit cinq caisses, et, de plus, le tarif est commun avec la ligne d'Orléans.

Pour que les acheteurs puissent établir eux-mêmes et par avance le prix de revient des caisses rendues chez eux, ils trouveront plus bas le prix des trois produits de Saint-Alban et, à titre de renseignement seulement, les prix de transport des trois séries pour les villes où cette notice est adressée.

Les dépositaires des eaux minérales naturelles ne comprennent peut-être pas encore que, pour vendre beaucoup, il faut savoir se contenter d'un léger bénéfice. Quand l'eau est vendue à un prix trop élevé, le consommateur s'abstient d'un auxiliaire dont l'efficacité n'est plus à contester, et le bénéfice disparaît.

Ainsi, qu'on fasse venir une caisse isolée, le transport est cher, la bouteille se vend cher, le consommateur en souffre ou il cesse l'usage de ces eaux, ou il va les prendre sur place. Un client de moins pour le dépositaire.

Que le dépositaire, au contraire, fasse venir les eaux par tarif spécial, de suite la marchandise est dégrevée ; il peut, sans diminuer son bénéfice, vendre à un prix plus minime et augmenter considérablement sa vente.

Plus l'envoi est considérable, moins le port est coûteux. Il y a, attachés à chaque expédition isolée, des faux-frais qui sont les mêmes pour une caisse comme pour cent caisses, ou plutôt pour quelle que soit la quantité. — Ce sont : l'enregistrement, le timbre, la lettre de voiture, les frais de gare, de manutention, etc.

Si les chemins de fer ont des tarifs spéciaux, qui doit bénéficier de cet avantage ? Les destinataires négociants, prenant en plus grande quantité que le public, IL Y A DONC TOUJOURS AVANTAGE A PRENDRE AU MOINS CINQ CAISSES A LA FOIS.

Ainsi, par exemple, une caisse isolée expédiée à Paris coûte de transport, de gare en gare, 6 fr. 80; cinq caisses à la fois, toujours de gare en gare, coûtent 15 fr. 80, soit, par caisse, 3 fr. 15, plus de 50 % de différence.

Dans le premier cas, le port d'une bouteille est de 0,11 c. 1/2 environ ; dans le second, de 0,05 c. 1/4.

En résumé, les produits de Saint-Alban, qui coûtent bon marché pris à la source ou à l'entrepôt général, hôtel Saint-Louis, Roanne (Loire), doivent parvenir aux consommateurs grevés de moins de frais possibles.

Les produits de Saint-Alban sont de trois sortes,

L'EAU MINÉRALE,

L'EAU GAZEUSE,

La LIMONADE GAZEUSE.

Les caisses sont de 30 et 60 bout., et pèsent environ :

Eau minérale,	caisse 115 kilog.;	1/2 caisse	60	kilog.
Eau gazeuse,	» 105 kilog.;	1/2 »	60	»
Limonade gazeuse, »	105 kilog.;	1/2 »	60	»

Chaque expédition, quelle que soit la quantité de caisses, est grevée du timbre de la lettre de voiture 0,20 (ou 0,50, lorsque l'expédition se fait par voie ferrée et voie de terre), plus 0,10 d'enregistrement.

PRIX

Eau minérale, la caisse de 60 bouteilles, tout compris, 21 fr. »
     »   la 1/2 de 30 bouteilles,   »   11 fr. 50
Eau gazeuse, la caisse de 60 bouteilles, tout compris, 21 fr. »
     »   la 1/2 de 30 bouteilles,   »   11 fr. 50
Limonade gazeuse, la caisse de 60 bout. tout compris, 27 fr. »
     »   la 1/2 de 30 bout.   »   14 fr. 50

REMISE AUX ACHETEURS DÉPOSITAIRES

aux consommateurs qui prennent au moins cinq caisses à la fois.

AVIS IMPORTANT

Les caisses sont rendues en gare de Roanne ; elles voyagent toujours aux frais, risques et périls des destinataires. En cas d'avarie ou de retard, ils devront donc adresser de suite leurs réclamations au chef de gare de leur ville ou au commissionnaire chargé du transport.

Lorsque les acheteurs n'ont pas encore de compte ouvert ou qu'ils ne se sont pas entendus préalablement avec l'Administration, les expéditions sont faites contre remboursement.

Les frais de remboursement perçus par le chemin de fer sont à leur charge.

Ces frais sont calculés, quelque minime que soit la somme, comme pour 1000 fr.

Pour les expéditions lointaines, ces frais se montent souvent à 1 fr. 50, 2 fr. et quelquefois plus.

Cette dépense grève inutilement le prix de revient. Pour l'éviter, les acheteurs feront bien d'envoyer dans leurs lettres de demande un mandat-poste. La souche sert de quittance. Ce mode de paiement, qui évite toute erreur, est de beaucoup préférable à l'envoi de timbres-poste de 0,20, qui peuvent quelquefois ne pas arriver à destination et occasionner des réclamations.

L'affranchissement réciproque est obligatoire.

Des Notices médicales sur Saint-Alban sont envoyées gratis aux personnes qui en font la demande.

Dans certaines villes, les eaux minérales, les eaux et limonades gazeuses, paient un droit d'entrée. Ces droits sont toujours à la charge des destinataires.

S'adresser,

POUR DEMANDES ET RENSEIGNEMENTS

A L'ENTREPOT GÉNÉRAL, HOTEL SAINT-LOUIS

ROANNE

(LOIRE)

PRIX DE TRANSPORT

PAR CENT KILOS, DE GARE EN GARE, POUR

1	2	3
moins de 500 k.	500 k. et au-dessus	5000 k. wagon complet

Roanne, imp. Sauzon.

AVIS

—◦✦◦—

Pour éviter la contrefaçon, les Consommateurs doivent exiger pour chaque bouteille la bride en fer-blanc portant le nom de **SAINT-ALBAN** et le bouchon marqué au feu comme ci-contre.

MARQUE A FEU DES BOUCHONS

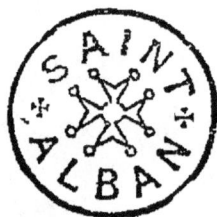

SAINT-ALBAN

Les produits de SAINT-ALBAN se conservent plusieurs années sans aucune altération. Il faut tenir les bouteilles couchées, dans un endroit frais, mais exempt d'humidité.

ADMINISTRATION

ET

ENTREPOT GÉNÉRAL

HOTEL SAINT-LOUIS

A

ROANNE

LOIRE

Roanne, imp. Sauzon.